Te 12/9

Incomplet.

AF331679

Te 9 12   Incomplet.

CONSIDÉRATIONS
ET RECHERCHES THÉRAPEUTIQUES

SUR

L'HÉMOSPASIE,

OU

DÉPLACEMENT MÉCANIQUE DU SANG,

APPROPRIÉE

A UN NOUVEAU TRAITEMENT SPECIAL

ET DE SON EFFICACITÉ DANS

LA GUÉRISON DE LA PLUPART DES MALADIES CHRONIQUES EN GÉNÉRAL,

ET PARTICULIÈREMENT

Des affections Nerveuses, Congestives et Inflammatoires

DES YEUX ET DES OREILLES

De la Tête, de la Poitrine, de l'Estomac, des Intestins, de l'Urethre, du Foie, de la Peau, des Affections scrophuleuses et cancéreuses, des paralysies, de la Goutte et du Rhumatisme.

PAR LE PROFESSEUR FRANK,

PFENDLER D'OTTENSHEIM.

Docteur en médecine et en chirurgie de Paris, Vienne et Madrid, oculiste de S. M. la reine de Saxe, et médecin opérant, membre de l'Académie impériale de médecine, conseiller aulique et professeur de chimie et de médecine légale, maître en pharmacie, chef de l'hôpital impérial, ex-chirurgien du dispensaire ophthalmique, ex-médecin de l'ambassade d'Autriche à Hambourg, inventeur des appareils de santé, membre honoraire de la Société médicale du Nord, de la société pour le progrès de chirurgie, du cercle médical des sociétés médicales et naturelles, etc.

> Le sang, c'est le trésor de la vie. Or, je serai toujours d'avis que, pour saigner, on prenne conseil d'un docte Médecin; car, avec le sang, l'esprit vital se perd, les forces s'affaiblissent et le corps se refroidit. On abrège ainsi la vie du pauvre malade.
>
> Aphorisme d'Ambroise Paré.

Melius remedium anceps quam nullum.
EXPERIRE.

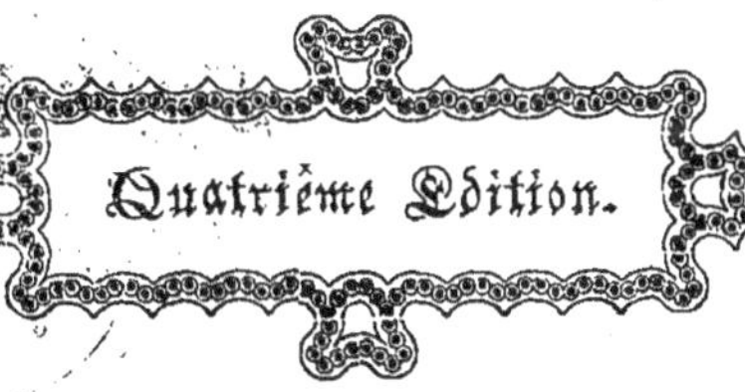

A PARIS,

CHEZ L'AUTEUR, RUE MIROMÉNIL, N° 42,

1843

Et rue

A son Excellence

LE BARON

Frédéric de Binder-Kriegelstein,

Conseiller-d'Etat et ministre d'Autriche près les cours grand-ducales de Mecklembourg-Schwerin, Mecklembourg-Strelitz et Oldenbourg, des villes anséatiques de Hambourg, Lubeck et Bremen, commandeur de l'ordre de Charles II d'Espagne, officier de la Légion-d'Honneur, chevalier de l'ordre de Saint-Léopold d'Autriche, de l'ordre de Sainte-Anne de Russie, de l'Aigle-Rouge de Prusse, et de l'ordre de Saint-Wladimir de Russie.

Pendant les trois années que j'ai été attaché à votre ambassade, j'ai employé fréquemment mes moyens curatifs pour soulager vos souffrances et conserver votre précieuse existence, si riche en expériences, à votre gouvernement et à vos amis. Comme homme versé dans les sciences, n'étant pas étranger à mon état, vous m'avez souvent communiqué vos idées sur la manière d'améliorer mes appareils, pendant que vous étiez sous leur influence. Je me suis empressé de tirer profit de vos observations si justes ; nul n'est plus à même que vous, Monsieur, de juger jusqu'à quel point de perfection j'ai porté mes moyens curatifs, et de l'utilité que j'en tire à présent. Permettez-moi donc de vous dédier ce petit aperçu médical, que je tâcherai d'agrandir chaque année par de nouvelles observations puisées dans ma clientelle étendue dans toute la France.

Veuillez accepter ce faible témoignage du profond respect et de la reconnaissance de votre dévoué docteur,

Frank Pfendler.

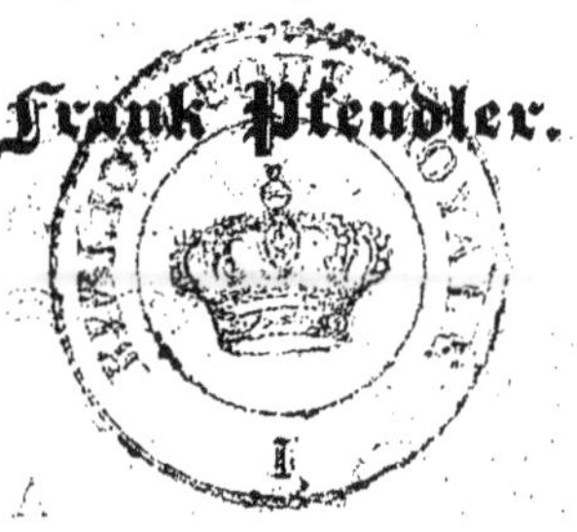

Toulouse, Imprimerie de Lagarrigue, rue des Balances, 47.

INTRODUCTION.

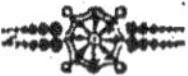

Le premier et le seul devoir du médecin praticien est de *guérir*. Pour atteindre à ce but élevé et difficile, il faut qu'il possède la connaissance la plus complète de la *Thérapeutique*, branche des sciences médicales, qui traite des moyens curatifs, et qui est le complément et la plus grande perfection de la médecine. Supprimez la Thérapeutique, et la médecine n'est plus qu'une science descriptive, une branche sèche de l'histoire naturelle, un simple objet d'études du naturaliste, comme la botanique et la minéralogie; mais en créant la Thérapeutique, la médecine apparaît dans toute son importance, grande, majestueuse, et comme la plus sublime, la plus utile science humaine, si toutefois même elle n'est pas un art divin. C'est ainsi que les anciens l'ont regardée; ils lui ont élevé des temples, qui servaient comme lieu de consultation; ils ont placé leurs plus célèbres médecins près de leurs dieux. N'admirons-nous pas encore, après tant de siècles, les ouvrages d'*Hippocrate*, cet homme si admirable et doué d'un coup-d'œil diagnostique si profond, cet homme dont la doctrine a reparu après mille controverses à l'horizon médical dans tout son éclat, semblante au soleil vivifiant qu'une noire tempête avait momentanément obscurci? En créant les médicamens, l'homme a révélé de profonds secrets et a montré une admirable puissance sur des choses peu accessibles à la faiblesse de l'esprit humain. Combien d'investigations profondes ne faut-il pas pour découvrir la nature souffrante, couverte d'un voile épais, avec ses mille plis divers qui semblent la dérober à toutes les recherches! Le médecin ne doit-il pas étudier le moral de son malade et guérir aussi bien l'âme que le corps?

L'observateur impartial ne peut nier que l'étude de la Thérapeutique, cette belle et noble partie de la médecine, n'ait été complètement négligée en France depuis une cinquantaine d'années. L'esprit et les théories ont banni la bonne Thérapeutique; on s'est livré à des discussions spirituelles au détriment du malade; on s'est occupé trop des cadavres et trop peu des souffrans; on s'est enrôlé sous des bannières systématiques: chaque parti a voulu éblouir par ses ressources d'esprit et le nombre de ses partisans. Tant d'hypothèses brillantes et spirituelles se sont brisées contre l'expérience: ainsi, les Braunistes, les contre-Stimulistes, les Pinellistes, les Organiciens, les Anatomo-patholigistes, les Numéristes, les Statisticiens, les Broussaisiens, les Homœopathès, les Hydrosupathès, ont successivement apparu à l'horizon médical comme des comètes qui ont dû parcourir leur route céleste, et se sont éteintes sans éclat. En voulant imposer leurs vues et leurs doctrines trop exclusives aux mille changemens capricieux de la nature, ils ont laissé au médecin éclairé les bons moyens thérapeutiques que chaque système enfermait en soi. D'après cela, j'ai cru devoir prendre connaissance de toutes ces modernes productions; mais, en livrant toujours avec une grande défiance à leur pratique, j'ai fait un choix très restreint de ces nouveaux moyens curatifs, et seulement après que l'expérience, ce guide inappréciable du médecin observateur, m'a eu confirmé dans mon choix. C'est au lit du malade que j'ai étudié la nature, m'identifiant avec ses lois, interrogeant les désordres, les douleurs, et précisant les cris si divers et si variés, ne croyant pas qu'il y ait un traitement général pour une maladie, mais bien qu'il faut individualiser chaque cas qui se présente sous les mêmes formes, tenir compte des idiosyncrasies, et se rappeler que telle substance, salutaire pour un individu, est nuisible pour l'autre.

Tels étaient les principes de mes professeurs, mes premiers guides dans la science, de mon parent et des hommes profondément versés dans la médecine pratique, tels que les professeurs Pierre Frank et Schœnlein. Les ouvrages médicaux du premier sont traduits en français, en italien et en anglais. Le dernier est premier médecin actuel du roi de Prusse. C'est près de ces hommes que j'ai puisé les avantages inappréciables d'un bon enseignement clinique.

Après avoir suivi les cours des plus célèbres professeurs de l'Allemagne et de France, et après avoir bien étudié les diverses méthodes employées dans les hôpitaux de Berlin, de Hambourg, de Londres, d'Edimbourg, de Genève, de Naples, de Smyrne et de Constantinople, j'y ai exercé la médecine et employé mon traitement avec plein succès. Aussi ai-je reçu les témoignages de reconnaissance d'un grand nombre de malades qui se sont confiés à mes soins pendant quatorze années de voyages dans tous les pays de l'Europe et une partie de l'Orient.

A mon retour en Autriche, je fus chargé par mon gouvernement, comme professeur de chimie et de médecine légale, des expérimentations thérapeutiques sur tous les agens les plus puissans ; je fis partie d'une commission qui expérimenta les médicamens homœopathiques au lit du malade. Je me suis alors facilement convaincu qu'il s'agit ici plus de faire de la médecine expectante que d'employer une nouvelle doctrine.

Je fis dans la pharmacie impériale de Vienne une série d'essais sur les Grains de Santé de mon parent, grains que j'avais entièrement réformés, et qui doivent à cette amélioration la renommée dont ils jouissent à présent en France et en Allemagne, comme le meilleur remède préservatif de beaucoup de maladies, et un des plus doux et inoffensifs remèdes purgatifs anti-glaireux et stomachiques.

En 1836, j'étais envoyé en commission médicale dans les provinces Illyriennes pour former un cordon sanitaire contre l'invasion d'une terrible maladie syphilide, les *Rhagades*, qui s'était emparée d'une manière effrayante de tout le littoral de la mer Méditerranée, et qui se répandit jusqu'aux montagnes du Tyrol et de la Carinthie, à la grande cloche et au Prémier, provenant jusqu'à 8 et 9,000 pieds de hauteur près les glaciers et la neige éternelle. Cette maladie, sous l'influence d'un air froid et très vif, propagée si facilement par les contre-bandiers et les braconniers, fit d'horribles ravages et décima les montagnards. Seulement, en employant les mesures les plus sévères, assujétissant hommes et femmes à une visite générale et en envoyant les malades dans les hôpitaux temporaires érigées sur les montagnes mêmes, nous parvînmes à arrêter ce fléau et à conserver aux bergers leur nez et leur corps entier, attaqués d'horribles plaies.

Bravant tous les dangers, j'ai couru constamment au-devant des épidémies et des maladies sporadiques. En 1827, j'étais médecin d'un hôpital où le typhus faisait journellement une vingtaine de victimes. En 1828, j'ai parcouru encore une seconde fois l'Italie, l'Asie-Mineure et la Turquie ; j'y observé la peste, et par mes soins et mes dispositions, j'ai préservé de ce fléau exterminateur un grand nombre d'habitans, à Thérapia et à Péra, quartier européen de Constantinople.

En 1829, je visitai les prisons d'état autrichiennes. J'ai trouvé au Spielberg, où une ophthalmie fit quelques ravages et attaqua plusieurs détenus, Sylvio Pellico, Andriane et le comte Gonfallioneri, avec ses compagnons de malheur, dans les étroites cellules, et dans ce misérable habillement de deux couleurs. Ce dernier m'avait reçu dix ans avant à Milan dans son superbe palais, jouissant de toutes les faveurs du sort, et envié de toute la population milanaise. Je portai à ces malheureux tous les soulagemens qui m'ont été permis.

En 1830, j'étais en Hongrie lorsque le choléra fit invasion. Malgré les opinions des médecins, on y établit un cordon sanitaire ; aux frontières d'Autriche, cinq hommes qui voulurent le rompre de force, furent fusillés, et, malgré toutes ces précautions inutiles et sévères, le choléra visita Vienne et presque toutes les capitales de l'Europe. Accouru à Paris, j'y organisai un des premiers, dans le faubourg Saint-Honoré , un bureau dispensaire , sur le modèle de ceux d'Allemagne; j'y soignai des centaines de malades pendant les immenses ravages où Paris compta de 8 à 900 morts par jour. Je fis à l'Hôtel-Dieu de Paris de nombreuses recherches sur les cholériques morts, pour prouver, comme j'avais déjà fait avant à Constantinople sur les cadavres des pestiférés, la non-contagion de ces deux maladies.

Préférant à l'autorisation d'exercice médical la réception officielle , j'ai soutenu ma thèse, comme docteur en médecine à la faculté de Paris, en 1833, le même jour que mon estimable confrère et ami, le docteur Sichel , a été reçu médecin français.

En 1835, je fis un voyage en Angleterre et en Irlande; j'accompagnai sir Walter-Scott à Abbotsford et dans le haut pays d'Écosse , et, plus tard, le marquis de Salisburry, comme médecin, dans ses voyages en Allemagne.

En 1836 jusqu'en 1838, j'étais attaché comme médecin d'ambassade à Hambourg, aux ministres de France et d'Autriche : MM. les barons de Talleyrand et de Binder. C'était pendant ces années que j'ai visité tous les bains de mer d'Allemagne et de Hollande : Nordoney, l'île d'Oldenbourg, Dobéran, séjour du grand-duc de Mecklenbourg-Schverin, Cuxhaven, à l'embouchure de l'Elbe, près d'Hambourg, Helgoland, cette île si pittoresque au milieu de l'Océan, proie inévitable de cette vaste mer, Schevelingen, Dunkerque, Dieppe, Boulogne et le Havre. J'ai séjourné quelques temps dans le Dauemarzk, la Russie, la Suède, et j'ai été reçu à la cour de Stockholm, avec cette munificence et amabilité particulière à la nation française.

En 1839, je visitai de nouveau l'Allemagne, et me trouvai à Berlin lorsque mon honorable confrère et compatriote, le professeur Dieffenbach, déjà avantageusement connu dans le monde savant par des améliorations apportées aux opérations de la Téno et Myotomie, de la Lithptritie, de l'Autoplastique, ou l'art de construire une partie perdue du corps avec la peau environnante, fit la belle découverte de l'opération du bégaiement et du strabisme ou des yeux louches. Zélé partisan de ce grand chirurgien, j'accourus à Paris, où l'un des premiers je fis améliorer les instrumens, et depuis j'ai opéré, tous les dimanches, dans mon salon, publiquement, un grand nombre de louches, en présence de beaucoup de médecins français et étrangers.

En 1840, je visitai toutes les eaux thermales de l'Allemagne, d'Autriche, du Tyrol et des bords du Rhin : Karlsbad, Tœplitz, Baden en Autriche, Gastein en Tyrol, Loueche, Aix-la-Chapelle, Ems, Wiesbaden, Baden-Baden, étaient choisies pour faire mes recherches comparatives. En Prusse, je séjournai quelques semaines à Greiffenberg, premier établissement de la Hydrosupathie, que M. Priessnitz avait formé pour y guérir des centaines de personnes, par l'eau froide de ses montagnes, de la goutte et de quelques autres maladies chroniques. Ce fut donc avec un double intérêt que je continuai, en 1841-42, mes observations sur les eaux thermales des Pyrénées, qui certes dépasseront les eaux allemandes un jour, si le même ordre, la même propreté et le même luxe y règnent qu'aux bords du Rhin. J'ai étudié les Pyrénées, pendant cinq mois, dans toutes les directions ; j'ai donné des consultations à un grand nombre de baigneurs pendant mon séjour aux Eaux-Chaudes et Bonnes, à Cauterets, à Saint-Sauveur, Barèges, Bagnères-Bigorre et Luchon, aux bains espagnols de Penticouse et Vielle, et, certes, j'ai observé un grand nombre de guérisons, principalement à Cauterets et Luchon. Ce dernier endroit est particulièrement favorisé par la proximité de Toulouse, ses superbes et grandioses environs, tels que la Maladetta, le port de Venasque, les lacs d'Oo et les vallées d'Espagne ; par la grande énergie de ces eaux minérales, surveillées par un maire éclairé et très-actif, M. Soulourat, et par un médecin, le docteur Fontan, qui, par ses travaux scientifiques, a relevé à leur juste mérite ces eaux si curatives; mais hélas ! j'ai vu aussi des centaines de malades qui, suivant seulement leurs inspirations ou les conseils des autres malades, sont revenus sans guérison, ou même encore plus malades. Est-ce parce que les eaux sont moins actives, moins salutaires? Non ; mais n'ayant consulté aucun médecin expérimenté, ils se sont abandonnés au hasard, tâtonnant partout, au lieu de trouver tout de suite la source convenable à leur mal. Malgré tous ces mécomptes, les eaux thermales des Pyrénées occuperont, par leur haute minéralisation, une des plus belles pages dans l'iconographie des eaux thermales, et resteront toujours un trésor pour l'humanité souffrante.

En 1842 et 1843, appelé par quelques malades de distinction en Espagne, je traversai ce pays si curieux dans toutes les directions, et je fis à Valence, Sarragosse, Madrid, Burgos, Vittoria, Saint-Sébastien, Pampelune et Barcelone, un grand nombre d'opérations des cataractes, du strabisme, des pupilles artificielles, des fistules lacrymaux ; j'ai opéré publiquement et dans les principaux hôpitaux d'Espagne, en présence des médecins du pays ; j'ai rétabli la vision à 23 aveugles de naissance, et j'ai été reçu dans plusieurs sociétés savantes ; j'ai vu tous les jours un grand nombre de malades, jusqu'à ce que les événemens politiques m'ont forcé de quitter ce pays, si intéressant et si malheureux.

Après avoir ainsi exercé la médecine-pratique dans toutes les grandes capitales, j'ai compris que Paris était le premier centre, et je me sens irrésistiblement attiré vers cette capitale de l'Univers, où les sciences se cultivent avec une si grande libéralité d'enseignement, où il y a des hôpitaux spéciaux, comme Saint-Louis, pour les maladies de la peau ; l'hôpital des Capucins, pour les maladies syphilitiques ; la clinique ophthalmique du docteur Sichel, celle des maladies des oreilles du docteur Deleau ; celle pour l'aliénation mentale du docteur Blanche ; la clinique orthopédique des docteurs Guérin, Duval et Tavernier ; l'Hôtel-Dieu, la Charité et la Piété, où les Lisfranc, Velpeau et Blandin font leurs leçons orales et leurs nombreuses opérations. Aussi je consacre quatre mois de l'année à la clientèle de la capitale et à ses grands établissemens, afin de suivre constamment les progrès des sciences ; les autres mois sont consacrés à la clientèle des départemens, où je suis déjà connu par un grand nombre d'opérations pratiquées avec plein succès, et où je suis consulté par un nombre considérable de malades dans un rayon fort étendu, par des malades qui, retenus par différentes considérations, n'osent pas se confier à des personnes avec lesquelles ils peuvent avoir des relations journalières, et qui n'hésitent pas à recourir aux soins d'un praticien expérimenté auquel ils sont inconnus, pour obtenir la guérison des maladies de la peau, des affections scrofuleuses et syphilitiques, qui, quelquefois très graves, entraînent presque toujours des conséquences si funestes après elles, tant pour la personne qui en est atteinte, que pour sa postérité.

Je me suis principalement occupé des maladies chroniques, dont l'étude m'inspirait un intérêt tout particulier, parce que les malades étaient déjà traités par les médecins de leur localité sans succès, et leur guérison est plus facilement et plus justement appréciée que dans les maladies aiguës, qui assez souvent se guérissent d'elles-mêmes, ou par les seuls efforts de la nature, ou par le hasard. Les maladies chroniques, réclament formellement l'intervention d'un médecin habile, et lui préparent, s'il réussit, une part de gloire plus grande et plus assurée.

Je me suis donc placé dans une position médicale où je me suis créé un horizon plus vaste qu'aucun médecin sédentaire ne peut se former. En courant vers de nombreux succès, faisant dans chaque localité un grand nombre d'opérations difficiles, et voyant deux et trois mille malades par an, je puis observer et étudier les maladies sur une vaste échelle, ces maladies graves que les plus célèbres praticiens de la capitale ont rarement l'occasion de voir, et dont je fais faire les dessins.

J'espère que cette petite publication, dégagée de discussions et de controverses scientifiques, sera facilement comprise par mes bienveillans lecteurs, et je leur dis hardiment et consciencieusement :

Venez, Voyez, Examinez et Jugez.

HÉMOSPASIE.

—

La plus importante découverte que la médecine pratique a faite dans le
XIXᵉ siècle, si riche en progrès, perfections et inventions, qui viennent tous
les jours à notre connaissance par la voix de la presse, prérogatives inhé-
rentes de notre époque, est l'hémospasie avec ses appareils ingénieux.

Des personnes incrédules ou malveillantes ont voulu reprocher à la médecine de rester stationnaire ou de rétrograder, pendant que tout marche
autour d'elle en avant ; accusation privée de tout fondement et de raison.
Une épaisse et nombreuse phalange de savans médecins se réunissent et di-
rigent leurs pas vers le progrès général ; ils se portent vers les points les
plus menacés des épidémies, ou les plus éloignés et les plus obscurs de l'horizon scientifique, comme les abeilles matinales qui butinent les sucs dont
elles composent ses nectars parfumés pour y trouver d'abondantes et admirables récoltes. Quelle richesse de plantes médicales n'a-t-il pas fourni le
Nouveau-Monde ? Aussitôt que la science découvre une nouvelle substance
médicale, le médecin cherche à l'employer à l'homme ; c'étaient ainsi avec
le sulfate de Chinin, le thridace, la morphine, strychnine, les chlorures
désinfectantes.

Les docteurs allemands Bremser et Rudolphi, ont trouvé une nouvelle
série des vers intertinales et fixé nos connaissances sur le traitement du ver
solitaire, maladie qui conduit les malades au désespoir. Le docteur Lou-
vier a trouvé le moyen de détruire les ankyloses les plus invétérés, en com-
binant avec son talent ingénieux la vis et le bras du levier. Le docteur Kram-
mer, de Berlin, nous a fourni son appareil pour éclairer le conduit auditif,
sa pompe pneumatique et ses appareils pour les vapeurs employés délicate-
ment dans les maladies des oreilles.

Les cataractes et la cécité de naissance résistent rarement à l'intelligence
de l'opérateur qui, armé des instrumens les plus fins et les plus perfectionnés,
déchirent ces voiles épais ou fait des pupilles artificielles, là où la nature est
restée en oubli, pour faire pénétrer la lumière à la retine. Les personnes
louches, condamnées autrefois à rester défigurées, sont guéries par l'opération inventée à Berlin par le professeur Diffenbach ; les bossues, les boi-
teuses, les pieds-bots affreux, sont opérées par la Teno-Tomie, et leurs membres ou parties anormales viennent droits et régulières.

La mécanique et la physique médicale nous a richement doté de perfec-
tionnemens, la médecine *mycroscopique* du docteur Douée, nouvelle
création de notre siècle, nous fait voir dans le lait et dans les autres fluides
des animalcules, des Zoospermes, qui nous offrent un riche camp d'investigations et de sérieuses réflexions. Les admirables instrumens *lithothriteurs*
qui broient la pierre même dans la vessie de l'homme, sans danger et sans
procédés sanglans, lui évitent cette terrible opération, qui entre trois cas
entraine toujours un cas mortel, ils sont le triomphe de l'intelligence et de

la patience humaine. Néanmoins intéressant est tout l'arsenal orthopédique qu'emploient les établissemens spéciaux destinés au redressement de la taille.

Le galvanisme médical, décomposant tout, a une puissance sans limites et indéfinie, la vitesse est incommensurable; les pensées écrites à Paris seront lues à Saint-Pétersbourg et Vienne dans une seconde, au moyen de télégraphes galvaniques. Posant sur le fait, que le fluide électrique joue un grand rôle dans les maladies nerveuses, que le système nerveux même ne soit qu'une machine électrique transcendante, dont nous ignorons encore le merveilleux mécanisme, nous soumettons l'homme malade à la décharge de batteries électriques, nous plongeons dans les chairs souffrantes des aiguilles aimentées agissant comme de petits paratonnerres; enfin les appareils hémospasiques avec ses tissus de caoutchou, sans lesquels il n'y a pas d'hémospasie possible.

Le mot d'hémospasie vient de deux mots grecs, *sang et j'entraine*, et signifie le déplacement mécanique du sang, au moyen du vide produit sur une périphérique quelconque du corps, par des grandes cavités ajustées hermétiquement au corps.

Hippocrate, le père de la médecine, Celse, Prosper Alpin, ont eu déjà connaissance des ventouses; le premier, avec son génie extraordinaire, avait déjà pressenti la force gigantesque de l'Hémospasie, en appliquant de larges ventouses des seins. C'est en Allemagne et en Angleterre que l'emploi des ventouses a été préconisé le premier, en trouvant en elles une ressource efficace contre une foule de maladies difficile à guérir; mais la difficulté inouie de former des appareils appropriés, ont jusqu'à présent fait échouer les essais. Déjà, en 1824, je fis construire à la verrerie de Maria-Zell, en Styrie, de grandes ventouses, espèces de cylindres en cristal; mais c'était dans l'ajustement sur les membres que j'ai échoué, ne connaissant pas encore les tissus imperméables de caoutchou; les médecins de différens pays, qui ont étudié les effets thérapeutiques du vide n'étaient plus heureux. Le docteur Gondret a déjà publié, en 1819, un mémoire très curieux concernant les effets de de la pression atmosphérique sur le corps humain, et l'application de la ventouse dans différentes maladies graves; mais c'est particulièrement aux efforts et aux sacrifices pécuniers sans nombre de notre infatigable collègue le docteur Junod, qui se livre avec une rare persévérance aux recherches pour appliquer le vide sur une large échelle au corps humain, que nous sommes redevable de la plus grande partie des améliorations apportées à la perfection des appareils hémospasiques.

De tous les moyens thérapeutiques que j'emploi dans l'exercice de la médecine pratique, ce sont les émissions sanguinés que je prescris, toujours avec une certaine précaution. Dans quelques maladies, j'étais bien convaincu de la nécessité absolue d'y recourir, le pléthore est vraiment pour le moment soulagé; mais, d'un autre côté, j'ai observé que le malade s'y accoutume facilement, que les saignées deviennent un vrai besoin pour lui, et que bientôt il ne connaît plus de bornes. Malheur à lui s'il tombe dans les mains d'un médecin qui ne connaît d'autre médication que la saignée, les sangsues et l'eau gommée, et qui se prête à tous les désirs de son malade ! car, mille fois les émissions sanguines sont souvent faites avec une légèreté inouïe. Des malades se présentent dans mes consultations qui commencent ainsi : « Saignez-moi, docteur, j'ai trop de sang, il me monte à le tête ; » et, hélas ! souvent c'est simplement un embarras gastrique ; et quelques Grains de Santé, comme légère purgation ont suffi, là, où la saignée leur serait devenue bien funeste, si j'avais voulu me prêter à leurs caprices.

Les saignées privent l'homme du fluide le plus essentiel à la vie, le malade revient à la santé seulement par une longue et souvent mortelle convalescence, jeté dans une prostation longue, la maladie secondaire dure souvent indéfiniment ; car on retire rarement impunément du corps ce sang si précieux qui est sa chair coulante, pour ainsi dire, les solides privés de cet élément, le plus nécessaire à la vie, restent sans force, sans aliment ; le véritable physiologue peut, par une convalescence sagement conduite, rendre à la longue la santé et l'énergie, mais souvent les forces perdues ne se renouvellent plus, le malade ne peut plus résister aux attaques morbides et succombe à leur invasion répétée. Souvent c'est un cadavre vivant, qui ne peut plus rétablir l'équilibre des fluides, l'air pur du matin va produire en lui par son contact, une Pleuresie, une Fluction de poitrine, un Catarrhe, s'il ne se cache pas sous une foule de vêtemens épais, les alimens donnés en quantité nécessaire, deviennent de poisons pour lui, et la lumière lui provoque une photophobie. Le pauvre convalescent ne peut marcher sans se fatiguer, son intelligence s'affaiblit et il descend au dégré d'un animal brut, frêle et chétif, que ne peut plus résister à rien, toute la machine humaine est alors bien faible, troublée dans toutes ses fonctions.

Le vrai praticien doit, avant tout, bien réfléchir sur la nécessité des saignées répétées, et avoir toujours devant lui leurs désastreuses suites : le marasme, les hydropisies et toutes les autres maladies secondaires, qui souvent deviennent plus fâcheuses que le mal que l'on avait voulu guérir. Même la stupidité et la démence sont plus d'une fois les suites funestes de ces saignées abondantes et trop souvent répétées. Casimir Perrier, premier ministre d'un haut mérite, a succombé à l'application de cette funeste médication. Le docteur Calmeil a vu chez une jeune malade, exténuée par des applications de sangsues, de saignées et une diète presque complète, se déclarer la stupidité ; mais c'est particulièrement dans les maladies des yeux que le médecin prudent doit employer toutes les précautions nécessaires ; car les saignées ont fait souvent diminuer la vue des malades d'une manière effrayante.

De tous les systèmes nouveaux, aucun n'avait eu une influence plus pernicieuse que celui de Broussais et les doctrines de ses partisans enragés ; les ultra-*Sangrados* qui prêchaient, il y a quelques années encore à la Charité de Paris, des saignées à blanc de trois à cinq livres avec une légèreté inouïe, croyant que le sang, ce fluide qui est la force du corps humain, pouvait se reproduire aussi aisément que leurs paroles fougueuses ; si le sang versé avait une voix, elle s'élèverait contre ceux qui les répandent à flots. Anathème sur ces grandes déperditions sanguines, qui appauvrissent les fluides !

Aussi Broussais, le pontife médical de son époque, qui professa avec un rare charlatanisme sa doctrine à l'école de Paris, doctrine qui n'a jamais trouvé de partisans en Allemagne et a été peu goûtée à ses universités, a cherché à quel point l'homme peut vivre avec la plus faible quantité de sang. Ses principes étaient bien funestes à ce pauvre genre humain, et ont fait en France et en Amérique autant de victimes que les guerriers les plus sanguinaires.

Observant toutes les suites funestes des saignées, trop préconisées, je réfléchissais souvent à un moyen rationel de prévenir ces accidens sans se priver d'un moyen qui souvent, dans les congestions et les apoplexies, nous a rendu de si éminens services, lorsqu'un de mes honorables confrères et amis, le docteur Junod, que je voyais une ou deux fois la semaine depuis plusieurs années à Paris, dans les salons de la duchesse d'Abrantès, dont j'avais été le médecin, me communiqua successivement ses idées et ses appareils. Je suivis avec ardeur toutes les recherches faites pour obtenir la guérison des différentes maladies ; plusieurs médecins à qui nous avons communiqué nos idées et nos expériences, étonnés de l'importance et de la révolution que cette découverte devait faire subir à la médecine, n'ont pas voulu de long-tems se convaincre, jusqu'à ce que le temps est venu poser son cachet de vérité sur cette précieuse découverte, et a vaincu tous les esprits. Les appareils hémospasiques sont adoptés aujourd'hui par décision du conseil-général des hôpitaux, composé des hommes les plus éclairés et les plus impartiaux, les princes de la science, comme dit le public.

Cette décision, signée d'Orfila, vice-président du conseil-général d'administration des hospices civils de Paris, est ainsi motivée. « Après avoir entendu le rapport verbal des membres qui ont confirmé les éloges donnés à la découverte du docteur Junod, par MM. les professeurs Chomel, Audral, Marjolin, Fouquier, Rostan, Velpeau, Bailly et Biett ; et vu les *apostilles* placées en marge du Mémoire par un grand nombre de professeurs de la Faculté de Médecine, attachés depuis long-tems à l'administration comme médecins et chirurgiens des hospices et des hôpitaux ; apostilles qui rendent un *hommage éclatant aux bienfaits* de la découverte du docteur Junod, dont la pratique a produit les meilleurs effets, et qui a reçu d'ailleurs l'approbation et les encouragemens des sociétés savantes ;

« Le conseil-général arrête :

» Que MM. les médecins et chirurgiens des hôpitaux ordonneront spécialement l'emploi des appareils dus aux recherches du docteur Junod, toutes les fois qu'ils auront reconnu l'utilité de l'application de ce procédé, et que des encouragemens seront adressés au nom du conseil-général des hospices à l'inventeur pour les services qu'il a déjà rendus aux malades des hôpitaux. »

Les appareils hémospasiques, formés par de grandes cavités en métal ou en cristal, forment de bottes ou de cylindres hermétiquement ajustés sur les membres supérieurs ou inférieurs, soustraient les parties du corps de l'action de l'atmosphère. Nous savons que le corps humain y est plongé et supporte un poids de 36,000 livres ; le sang et les autres fluides circulatoires y parcourent dans une direction normale ; mais aussitôt que l'on retire l'air enfermé dans l'appareil, il se forme un vide vers lequel les fluides se jettent avec force, attirés dans les capillaires des membres. Ils s'y accumulent, doublent leur volume sans gêner la marche, et, le lendemain, ceux-ci reviennent graduellement à leur état normal, sans provoquer aucun inconvénient ou dérangement quelconque. On peut, en peu d'instans, sans fatiguer l'individu, sans l'épuiser, attirer une masse de sang sur des parties saines, et soulager ainsi les siéges de la congestion-morbide. Une seule séance peut s'évaluer à deux livres de sang émis par l'ouverture d'une veine. Ce fluide si précieux n'est nullement soustrait du corps, et la circulation se rétablit en vingt-quatre heures de nouveau, sans congestion et sans aucun trouble, tandis que le malade a besoin de longues années pour rétablir deux ou trois livres de sang sorti de la veine, souvent sans effet et sans utilité.

Le médecin expérimenté devient ainsi le guide de la circulation du sang et des autres fluides : il leur imprime la direction qu'il veut leur donner, il les diminue, il les augmente, selon les indications curatives ; il les mène partout, dans la quantité nécessaire ; il peut même, s'il le juge nécessaire, provoquer la syncope artificielle et la faire cesser instantanément, à la volonté de l'opérateur ; il peut l'obtenir dans les maladies inflammatoires aiguës, et changer facilement le siège du mal ; ces syncopes étaient autrefois, même pour la guérison, des maladies graves, d'une haute importance. Il peut même faire cesser la sensibilité instantanément, pour prévenir les douleurs dans les grandes opérations chirurgicales : c'est ce que jusqu'à présent a pu produire, seulement dans des cas extrêmement rares, le magnétisme animal.

Aucun moyen thérapeutique, à la fois si puissant et si inoffensif, n'a encore réuni tous ces avantages ; c'est une phase toute nouvelle, la plus belle découverte médicale de notre siècle. Il ne sagit plus ici de théories brillantes, d'hypothèses : tout est naturel, visible au malade, par des applications utiles. La tête la plus rouge devient pâle, et les personnes voient le sang affluer dans la partie du corps perturbatée, et les congestions disparaître. Les douleurs sont calmées immédiatement ; les maux de tête cessent. Jamais un incident fâcheux, depuis cinq ans que je suis cette méthode journellement, ne m'est arrivé, ni à moi, ni à MM. les docteurs Junod et Bonnard, qui ont déjà formé à Paris de grands établissemens hémospasiques où affluent journellement un grand nombre de malades. J'ai fait améliorer mes appareils par notre ingénieux fabricant Charrière ; un manomètre montre continuellement les degrés divers. Je les ai moi-même à 30 degrés, le maximum du vide, pour en apprécier mieux l'effet ; je les améliore avec l'expérience de tous les jours. Aussi ils me servent à double effet, à comprimer et à faire faire le vide. J'ai fait aussi un changement notable pour les ajuster hermétiquement, et je crois avoir obtenu une telle perfection, qu'ils peuvent être employés avec utilité et plein succès dans tous les grands hôpitaux et établissemens publics.

Tous les médecins, praticiens impartiaux et libres de préjugés, comprendront les immenses avantages de ce mode curatif. Jamais on n'emploie la perturbation sans obtenir les résultats les plus satisfaisans. Dans une multitude de cas ils ont produit tous les bons effets de la saignée, sans en occasionner les inconvéniens. Ainsi, l'Académie des Sciences a porté son jugement et donné son approbation en accordant le prix Monthyon à son inventeur, qui par des efforts très louables et de recherches dispendieuses, a enfin vaincu tous les obstacles et a pu faire introduire ses appareils dans les hôpitaux de Paris. Voyons ce que dit le docteur Junod dans une publication, destinée à propager la connaissance de ses utiles appareils :

« Les véritables conquêtes de la médecine sont celles de la *thérapeutique*, puisque guérir ou soulager est le but de notre art. *Aussi, dès l'instant qu'un moyen, jugé utile, est appliqué à la guérison des maladies, il y a* PROGRÈS, *et il n'est que là.* Toutefois, il est nécessaire que ce moyen ait une importance réelle, qu'il soit actif, énergique, calculable dans ses effets, constant dans ses résultats, d'un emploi facile et varié. Il faut en outre, qu'il ait été scruté avec soin, comparé avec d'autres moyens analogues ; en un mot, passé au *crible* de l'expérience, et d'une expérience réitérée. Enfin, il est indispensable que des hommes d'un mérite reconnu, haut placés dans la science, en aient signalé les avantages, et reconnu l'efficacité. Nous pouvons l'affirmer, aucune de ces conditions n'a manqué pour les appareils à expansion et à compression, dus aux recherches de M. le docteur Junod.

» L'application en grand sur l'économie du vide et de la compression atmosphérique est, en effet, une méthode thérapeutique dont l'action est d'autant plus énergique, que la cause elle-même ou l'agent a une force d'action plus considérable, force tout-à-fait à la disposition du praticien. C'est la puissance de révulsions et de dérivation portée en médecine à un point inconnu jusqu'à l'époque de cette découverte. Or, les faits et les résultats ont toujours répondu aux prévisions et à la conception première.

« En général, toutes les inflammations aiguës ou chroniques, extérieures ou profondes, quel qu'en soit le siége, la cause, la marche, la tendance, seront toujours avantageusement modifiés par la méthode hémospasique. Car, si de petites ventouses ont été reconnues utiles, dès la plus haute antiquité, que sera-ce lorsque le même moyen, savamment approprié aux lois ordinaires de la vie, se trouvera appliqué sur une vaste échelle, et dans des proportions capables de produire des résultats infaillibles ? Au reste, la question est entièrement décidée, et elle l'a été par la haute et grave autorité de l'Académie des sciences, qui a décerné à l'auteur une honorable récompense. Les expériences les plus exactes, les faits les plus positifs, ont établi l'efficacité de cette méthode, la sûreté, la rapidité de ses résultats. Le rapporteur de la première commission nommée par l'Académie des sciences, M. Magendie, ne laisse aucun doute à cet égard. En parlant des appareils pneumatiques de M. Junod, le savant professeur dit : « Les effets de ces instrumens sont prompts, « énergiques et dignes de tout l'intérêt de médecins ; c'est l'effet des ventouses en grand. En « soustrayant par ce moyen une large étendue de la peau à la pression atmosphérique, les liquides « et surtout le sang se déplacent ; ils abondent là où la pression est moindre, et abandonnent, « par conséquent, les points où ils supportaient une pression plus forte. Le sang est bien soustrait « à la circulation par l'action de l'instrument ; mais cette soustraction n'est pas définitive, ce

« n'est qu'un *emprunt*. » (*Séance du 24 aout 1835*). Puis, le rapporteur ajoute : « Tout praticien
« ne regardera-t-il par comme une nouveauté bienfaisante, un moyen mécanique et certain
« d'attirer à l'instant vers les membres le sang dont l'épanchement peut causer de si prompts et
« de si grands ravages dans les organes de la tête, de la poitrine ou de l'abdomen , sans avoir
« ensuite à redouter les conséquences trop souvent funestes de la perte d'une grande quantité de
« ce liquide ? »

« Les faits sans nombre qui ont été recueillis dans les hôpitaux, ont constaté la parfaite
inocuité de ces appareils. Les varices ne sont point à redouter. L'injection sanguine est moins
apparente, et il n'y a aucune espèce de réaction.

« Pour constater ces faits, M. Junod s'est adressé de nouveau à l'Académie : une commission
plus nombreuse que la précédente, composée de MM. Magendie, Double, Dulong, Savart, Larrey,
Roux, Duménil , de Blanville et Serres , a fait un second rapport très favorable qui a levé tous
les doutes à cet égard, et a valu à l'auteur un des prix Monthyon. (*Séance du 27 aout 1837*).
Enfin des expériences cliniques répétées dans les grands hôpitaux de la capitale, le haut témoignage qui en a été rendu à l'auteur par le *Conseil-Général* des hospices et hôpitaux de Paris , ont
démontré la réalité des effets dont nous avons parlé.

« Comme on le voit, tout a été fait avec ordre, avec soin et méthode ; on s'est gardé de procéder
avec cette hâte, cette précipitation qui souvent flétrit en germe toute idée, même juste et féconde.
La théorie et les faits, le raisonnement et l'expérience, des applications heureuses dans les
hôpitaux, répétées dans d'autres établissemens publics , vérifiées dans la pratique civile, l'assen-
timent des médecins les plus honorables, des observations de guérison des plus multipliées, forment
un ensemble de preuves décisives toutes en faveur des appareils du docteur Junod.

« Les malades et les praticiens trouvent dans leur emploi une ressource inespérée contre une
foule de maladies chroniques, reconnues au-dessus des moyens ordinaires de l'art. C'est une
bonne fortune médicale de notre époque. La méthode *hémospasique* offre donc toutes les
garanties convenables d'importance et d'utilité pratiques. Les corps savans ont examiné et conclu,
les praticiens ont prononcé, l'expérience a sanctionné. Il ne s'agit point ici d'un remède secret ;
d'une spéculation quelconque, d'un industrialisme mercenaire et tarifé. C'est une méthode médicale , basée sur les lois de la vie les mieux connues, puis expérimentée sur de larges proportions. »

❖❖❖❖❖❖❖❖

TRAITEMENT SPÉCIAL , EXCITANT , ANTI-NERVEUX ET PERTURBATEUR.

Mon *traitement spécial*, inconnu dans les départemens , rectificateur
des différents systèmes organisés , employé avec prudence et par une main
habile, exercée par une longue expérience, produit des cures rapides par
sa puissance énergique et qui ont paru miraculeuses aux personnes étran-
gères à la médecine présentes à mes expériences. Appelé plusieurs fois auprès
du lit des malades près de succomber à une maladie qui avait fait de tels
ravages, qu'il ne restait plus et pour ainsi dire aucun espoir ; on voulait des
miracles de mes appareils, j'ai hésité dans leur emploi , d'une part je
risquais de compromettre gravement ma méthode , d'un autre côté je ne
voulais pas être assez cruel pour refuser , là où l'on cherchait encore la der-
nière ressource ; j'ai été assez heureux de fixer encore, quelquefois même
contre toute ma prévision, les derniers souffles de la vie, prètes à s'abî-
mer dans la tempête de l'organisation en opérant une réaction salutaire,
et souvent des pauvres malades ont été sauvés.

Mon traitement est formé de deux parties : la première thérapeutique, excitante, stimulante et anti-nerveuse, est une médication dynamique, applicable à une foule de lésions fonctionnelles, principalement dans les maladies nerveuses, rhumatismales et paralytiques.

La seconde thérapeutique, perturbatrice et révulsive, produisant à la fois non-seulement les effets des dérivatifs et des révulsifs les plus énergiques, est utile dans une foule de cas où l'emploi des autres agens thérapeutiques est inutile ou impraticable, et remplace efficacement toutes les émissions sanguines.

Il a peu de maladies où l'on ne puisse employer une méthode spéciale avec un incontestable succès ; partout où il y a congestion générale ou partielle, hémorhagie, faiblesse, paralysie, un état anormal, asthénique, l'indication est certaine. Jamais un médecin n'a rêvé un moyen plus puissant et plus énergique pour détruire les congestions de la tête, de la poitrine, que l'hémospasie. Des amauroses, des surdités congestives ont été guéries, des cataractes doubles absorbées, des épanchemens laiteux, déclarés entièrement incurables et résistant à toute médication, ont cédé en deux ou trois semaines de traitement ; j'ai obtenu l'extinction du croup, de l'esquinancie, des angines ; les maux de gorge, l'aphonie ou perte de la voix, les bronchites, les catarrhes pulmonaires et les autres maladies des voies aériennes, si accessibles à l'action de l'air, ont été complétement guéries.

J'ai vu souvent que si un organe s'est approprié trop de sang, l'équilibre est détruit, le médecin ne doit pas alors priver l'économie d'une trop grande quantité de sang, pour éteindre l'irritation et forcer l'organe accapareur à une restitution ; on fait beaucoup mieux de rétablir l'équilibre de répartition par l'hémospasie, moyen thérapeutique, qui apparaît alors dans toute sa grandeur ; sa puissance est immense, et je recommande au sage médecin cette règle de conduite : *ne diminuez pas la masse de sang, mais repartissez-le plus également ; ne détruisez pas, mais harmonisez.*

Je pourrais citer des milliers de guérisons à l'appui de ma méthode ; mais pour prouver incontestablement la supériorité de ce traitement et les succès, je vais présenter quelques observations et des guérisons sur chaque maladie pour réduire au silence quelques charitables confrères, qui se bornent encore à ordonner partout la diète, les saignées et les sangsues, des tisanes insignifiantes, espèrent triompher avec de pareils remèdes, taxant légèrement toute autre médication du hom de charlatanisme, pour cacher leur ignorance ou le peu d'empressement qu'ils mettent à s'initier aux progrès des sciences.

Mes salles d'opération et la Clinique de ma maison de santé de Paris, ont été tous les dimanches et jeudis ouvertes aux confrères, aux savans et aux personnes curieuses, qui ont pu même parler et questionner les malades qui ont bien voulu répondre à leurs questions. Je ne fis jamais aucune secrète application ; franc et loyal, j'ai livré mes succès et des faits publiés à la vérification de tout le monde. Pour éviter ces faits sans indication d'adresses, imaginées quelquefois par des auteurs même élevés, pour se donner une importance savante, j'ai préféré tant que possible de trouver des témoins oculaires pour vérifier mes cures et mes succès, qui ont été citées dans les journaux ou dans mes publications scientifiques, avec les adresses y jointes des personnes guéries, et qui ont bien voulu m'en donner leur consentement, même une grande partie des guérisons sont constatées par des Certificats de médecins et des autorités locales ; certificats qui sont à la disposition de toutes les personnes qui veulent bien m'honorer de leur clientèle.

I. MALADIES DES YEUX ET DES OREILLES, AMAUROSES, CATARACTES, TAIES, OPHTHALMIES DIVERSES, INFLAMMATION DES OREILLES, COPHOSES, OTAL-GIES, ÉCOULEMENS ET SURDITÉ.

Mon traitement spécial de diverses *maladies des yeux* est couronné d'un succès encore tout-à-fait inconnu et de haute importance, j'ai guéri ainsi des ophthalmies oculaires, des affections palpébrales, des inflammations aiguës ou chroniques en peu de temps. Dans l'hydropisie, des yeux doublés en volume et monstrueux sortis de l'orbite, prenaient leurs volumes normal et rendaient dans l'orbite en deux ou trois séances. Des épanchemens scrophuleux entre les lames de la cornée, produisant une cécité complète, ont été souvent absorbés d'une manière visible aux spectateurs, et surtout dans les premières séances. Ces sortes de Taies étaient presque toujours regardées comme incurables, et la science a été impuissante pour faire réabsorber ces épanchemens ou de guérir ces ophthalmies chroniques; le traitement hémospasique n'a presque jamais manqué de manifester son énergie, la position de la cornée, qui fait partie de la périphérie, explique parfaitement ces effets rapides par le vide, et l'hémospasie a été autrement expéditive et efficace que toutes les méthodes connues.

Les *maladies des oreilles*, dont la cause est une congestion, soit du cerveau, soit de la muqueuse, du tambour ou de la trompe d'Eustache, soit une inflammation chronique des parties de l'oreille externe, des phlogoses simples ou compliquées, de quelque vice spécifique; des cophoses, la surdité dépendante d'une de ces maladies, peuvent être guéris avec un certaine assurance par l'hémospasie, qui ébranle les conjections fixées dans l'oreille ou dans ses dépendances, effets que l'ancienne médecine a rarement pu produire; par là s'explique l'espèce d'incurabilité dont ces maladies ont été frappées autrefois; ainsi l'hémospasie a même rétabli subitement l'ouïe à un jeune sourd et muet. S'il y a, au contraire, absence native des parties constitutives, ou destruction accidentelle du mécanisme de l'oreille interne, comme la carie ou nécrose des osselets de l'ouïe entraînés par des suppurations chroniques, comme cela est souvent le cas chez les sourds et muets, la guérison est probablement impossible, ou jusqu'à présent inconnue.

II. CATARACTES.

La *cataracte* ou l'opacité du système cristallin est une maladie grave, dont l'homme est affligé, particulièrement dans son âge de retour, et qui se présente sous des formes variables. C'est comme un voile membraneux, plus ou moins épais, tendu devant le nerf optique, et son embranchement la rétine, qui ne permet plus d'apprécier ce beau jour dont l'homme est toujours heureux de jouir. Cette maladie effecte souvent les personnes exposées à l'action d'une vive lumière ou d'un feu ardent, ou celles qui sont forcées de faire continuellement usage de loupes, de perpectives ou de télescopes, ou de fixer de très petits objets métalliques, comme les forgerons, les verriers, les fondeurs. les joailliers, les moissonneurs, les horlogers, les cuisiniers, les naturalistes, les employés des télégraphes, les marins, les graveurs, etc. A cause de la fréquence des cataractes, l'opération de cette funeste maladie est une des plus brillantes découvertes dont l'esprit humain et les sciences médicales puissent s'énorgueillir ; car l'habile opérateur, sans verser du sang, et presque sans douleur, rétablit le plus précieux don dont le bienfaisant créateur nous a gratifié. En peu de minutes, il fait voir à la mere aveugle ses chers enfans, au mari sa fidèle compagne, qui l'a guidé avec une douce résignation pendant tant d'années.

Les suites consécutives de cette délicate opération sont combattues par mes appareils avec un succès inconnu jusqu'à présent, et augmentent presque du double les réussites de cette oppération. J'ai encore triomphé toujours de ces accidens inflammatoires, si formidables après l'extration de ces ophthalmies traumatiques qui se forment quelquefois après les opérations les plus heureuses , en détruisant ses bons effets, et entraînent après elles la supuration et l'atrophie de l'œil. Ces accidens fâcheux sont immédiatement combattus par l'hémospasie , avec laquelle je guéris les ophthalmies les plus tenaces , les taies qui ont résisté 50 et 60 ans à tous les traitemens , des staphilômes hideux. J'ai pu même , par ma méthode particulière, dissoudre certaines cataractes sans faire l'opération , et éviter ainsi l'instrument tranchant. C'étaint des cataractes capsulaires, commençantes, enflamatoires et secondaires , qui ont cédé aux applications hémospasiques , en provoquant une forte résorption dans l'œil. Ces résultats sont confirmés aussi par le docteur Bonard , qui à Paris , aux néothermes, a obtenu par l'hémospasie des succès pareilles.

Les cataractes mûres sont, comme on sait, operées avec toute la légèreté et la délicatesse qu'exige cette opération , qui ne saurait se faire autrement. Je n'ai aucune méthode exclusive ; je fait l'extraction , la rétrovation , le broiement selon les indications curatives ; mais je préfère, comme MM. Dupuytreuse , et parce qu'aussi on peut opérer cinq à six fois sur le même œil sans inconvénient.

J'opère les enfans si jeunes que possible, de 10 à 25 mois, pour les mettre en état de profiter au plus tôt du développement de le leur intelligence.

Le nombre de maladies opérés par moi est très grand, tandis que le médecin sédentaire opère peut-être une ou deux fois qar an. J'en ri opéré plusieurs fois, dans une seule journée, six, huit, jusqu'à douze ; et depuis quatorze ans que j'exerce la médecine-pratique dans tous les pays, le cadre des mes succès s'est tellement agrandi , que si j'en donnais le chiffre on soupçonnerait l'exagération ou je donnerais prise à la malvaillance. Mais je montrerai avec plaisir mes registres à toutes les personnes intéressées : un grand nombre d'aveu-

R.F.

www.ingramcontent.com/pod-product-compliance
Lightning Source LLC
LaVergne TN
LVHW021801030726
842523LV00003B/1147